DES

MODIFICATEURS

DE L'ÉCONOMIE.

—

DU PRINCIPE D'ACTION DU CAFÉ.

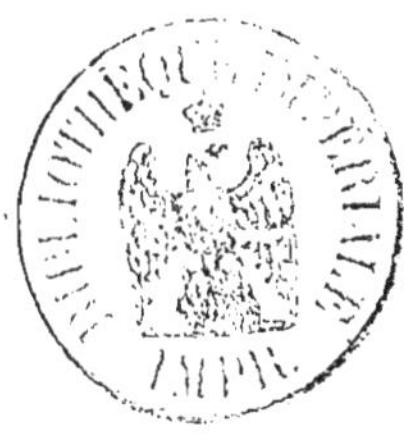

PAR M. LE DOCTEUR BIÉCHY.

—

« C'est une chose vraiment bien déplorable que de
rencontrer encore aujourd'hui des hommes qui affec-
tent un dédain superbe pour la théorie et les systèmes,
comme si la médecine pouvait exister à l'état de véritable science, sans que les faits individuels dont elle
est la collection aient été expliqués, théorisés, géné-
ralisés, systématisés. »   BOUILLAUD.

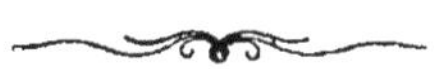

COLMAR,

IMPRIMERIE ET LITHOGRAPHIE DE CAMILLE DECKER,

1856.

A

MONSIEUR LE DOCTEUR LEVICAIRE,

OFFICIER DE LA LÉGION-D'HONNEUR ,

DIRECTEUR DU SERVICE DE SANTÉ DE LA MARINE IMPÉRIALE , EN RETRAITE ;

MEMBRE DE L'ACADÉMIE IMPÉRIALE DE MÉDECINE.

AU SAVANT MODESTE ,

AU PRATICIEN ÉPROUVÉ ,

HOMMAGE

de profond respect et de vive reconnaissance.

E. BIÉCHY.

DES

MODIFICATEURS DE L'ÉCONOMIE.

DU PRINCIPE D'ACTION DU CAFÉ.

Il existe un grand nombre de substances dont l'usage est populaire au double titre d'agents hygiéniques et médicinaux, sur les propriétés desquelles, les croyances les plus étrangères sont enseignées et accréditées. Reçues sans examen, transmises traditionnellement de générations en générations, ces croyances sont tellement cimentées par l'aveugle routine, qu'on court risque en s'élevant contre elles de paraître s'insurger contre la vérité elle-même ou de se livrer au frivole agrément de soutenir un paradoxe. — Telle est la puissance du préjugé que sous son niveau les intelligences les plus altières s'inclinent, se faisant souvent les complices complaisants de l'erreur!.... puis il est toujours plus facile de *croire* pour savoir, que de *savoir* pour croire. Le professeur Louis avait l'habitude de dire, que beaucoup de gens perdraient une grande partie de leur *savance*, s'ils pouvaient être dépouillés de toutes leurs erreurs. — Ces croyances, si réellement elles sont controuvées, quand on les soumet au *criterium* d'un contrôle vraiment scientifique, doivent être combattues, car les jugements fallacieux conduisent aux applications fallacieuses. On ne saurait en effet faire un usage convenable d'agents sur la valeur d'action, la mesure et la portée desquels on a de fausses notions. — Du nombre de ces substances usuelles, sont le café, le thé, le sucre, le sel, le poivre, la cannelle, l'orange, le citron, les vins, la bière, les liqueurs, le tabac, substances également usitées en qualité d'agents hygiéniques, et d'agents médicinaux, et qui, placés entre l'aliment et le médicament, rappellent cette sentence si connue : *Natura non agit per saltum.*

D'injustes, d'inexplicables préventions frappent quelques-uns des agents qui peuvent rendre des services réels et qu'on n'utilise qu'avec une réserve extrême. — Des prédilections marquées, se manifestent pour des agents qui produisent journellement de funestes effets et dont on use avec une largesse extrême. — Evidemment la connaissance que l'on a de ces objets est erronée ou plutôt la connaissance n'existe pas. Nous en donnerons pour preuve les idées contradictoires que l'on a sur les choses les plus usuelles et qu'on devrait cependant connaître soumises qu'elles sont à l'observation et à l'expérience de chacun. C'est ainsi qu'on attribue à une même substance les propriétés les plus variables, les vertus souvent les plus opposées. — Par exemple, le sel est réputé, en même temps, *irritant, échauffant, excitant, stimulant, rafraichissant, contre-stimulant, apéritif, laxatif, désobstruant,* etc., tant sont mobiles, changeantes, les opinions en lesquelles le préjugé se réflète. — Mais à quel principe rattacher ces caractérisations multiples et souvent opposées dans leur signification, prêtée à une même substance? Comment concilier ces transformations dans les effets d'un même agent avec la loi qui veut que les *propriétés intrinsèques de la matière soient* fixes, stables, immuables ? Nous reconnaissons volontiers qu'une même substance, administrée à une série d'individus, d'âge, de sexe, de tempérament et de conditions de santé variables, produisent, en raison même de ces circonstances autres, des effets différents. — Mais cela veut-il dire que le *principe d'action* de cette substance soit changé? Non ! le principe d'action est le même pour tous, seulement les effets *apparents* sont autres, vu l'état différent où se trouvent les individus. — Par exemple, le principe d'action du vin consiste dans la propriété stimulante inhérente aux alcooliques : si vous observez les effets du vin sur divers individus, vous remarquerez qu'il rend ceux-ci gais et turbulents, ceux-là taciturnes et tristes ; qu'il réveille les uns et engourdit les autres ; qu'il produit ici de la divagation dans les idées, ailleurs de la titubation dans les jambes. — Un esprit logique ne verra pas dans chacun de ces phénomènes des propriétés spécifiques du vin, mais bien des *effets secondaires* de son *action stimulante*, action une, constante, invariable, mais s'exprimant par des modifications fonctionnelles diverses, différentes, en raison des doses, des individus, des conditions particulières où ils se trouvent. — C'est pour avoir méconnu cette vérité si simple dans son énoncé, si saisissable par l'analyse des faits, qu'on a été entraîné à attribuer aux substances en question, les propriétés les plus étranges et à propager sur leur action économique les notions les plus erronées, que l'esprit de routine enracine toujours davantage. Ces réflexions sont naturellement provoquées par le sujet que nous allons aborder et qui nous mènera à heurter de front des croyances d'autant plus accréditées qu'elles ont reçu en origine le baptême des *savants* et sont restées consacrées depuis lors comme des dogmes qu'abriterait l'arche sainte de la science elle-même. Mais avant tout, nous allons exposer d'une manière précise et synthétique les principes à la lumière desquels nous entendons examiner les faits. La connaissance préalable de ces principes est *indispensable* pour l'intelligence entière du sujet, car c'est vers ces principes que nous ramènerons toujours les inductions ressortant des faits, et c'est aussi de ces principes que nous tirerons les déductions qui pourront diriger les applications pratiques.

Les substances médicinales introduites dans l'économie par voie *d'absorption*, produisent des changements plus ou moins durables dans l'état *des forces organiques* (caloricité, sensibilité, sécrétions, circulation) et sont par cela même désignées sous le nom de modificateurs *dynamiques*.

Or la vitalité en tant que force une et simple, comme premier moteur de tout acte organique, n'est susceptible d'offrir d'autre changement que celui propre à toute force qu'on place en-dehors de son équilibre statique, à savoir : *accroissement* ou *diminution*, *élévation* ou *abaissement* du rhythme qui est dans sa manière d'être. Ces deux états opposés dans leur condition dynamique se désignent sous les noms d'*hypersthénie* et d'*hyposthénie*. C'est à ces deux termes que se résolvent, en définitif, les modifications fonctionnelles, si nombreuses et si variées en apparence, que les organes éprouvent sous l'impression des substances médicinales, et c'est toujours vers l'un ou l'autre de ces deux termes qu'il faut remonter quand il s'agit de déterminer le *principe d'action* d'un agent quelconque.

Les substances médicinales doivent donc être définies d'après leur principe d'action sur le dynamisme vivant ; des puissances — qui élèvent (*hypersthénisants*) ou qui abaissent (*hyposthénisants*) — le rhythme des forces organiques.

L'action dynamique ou la virtualité inhérente aux médicaments et qui les rend capables de modifier la force organique, ne s'exerce pas d'une manière uniforme sur toutes les parties de l'économie. Selon la nature particulière des substances, elle se déclare plus particulièrement dans certains organes ; de là des modifications plus prononcées dans certaines fonctions que dans d'autres ; c'est là ce qu'on désigne sous le nom d'*action élective* d'un médicament. Ainsi, par exemple, l'opium est bien un médicament stimulant ou hypersthénisant, comme le dénote l'état du rhythme des forces organiques, qui s'exalte invariablement sous l'influence de cet agent ; c'est là l'*action dynamique* de l'opium ; — mais cette action se déclare plus spécialement sur le cerveau, comme le révèlent les modifications fonctionnelles qui y correspondent, voilà l'*action élective* de l'opium, qu'on caractérise par cela même d'*hypersthénisant céphalique*.

Les changements survenus dans le rhythme des forces organiques servent de *criterium* pour déterminer la nature de l'action dynamique ou primitive. Ces changements qui sont constants et invariables doivent être soigneusement distingués, des modifications fonctionnelles correspondantes, qui sont accidentelles, variables, subordonnées aux doses, aux individus, aux conditions de santé et de maladie et qu'on caractérise, par cela même, d'*effets secondaires*. — Ainsi, l'*action dynamique* d'un poison métallique quelconque, de l'arsenic, par exemple, est constante et s'offre invariablement avec les caractères de l'*hyposthénie* (décalorification, diminution dans le rhythme des sécrétions, de la circulation, débilitation, etc.), c'est-à-dire abaissement du rhythme qui préside aux forces organiques, abaissement qui sert de dynamomètre dans l'exploration de l'état de la vitalité sous l'impression de la substance. — Mais à cette *action primitive* ou dynamique de l'arsenic, correspondent des modifications fonctionnelles variables en raison des doses et des individus, telles que vomissements, évacuations alvines, douleurs, crampes, syncopes, etc. Ce sont là les *effets* accidentels ou *secondaires*.

Chez l'homme bien portant, l'économie, mise en rapport avec un médicament quelconque, un grain d'émétique, par exemple, manifeste tous les signes de l'intolérance ; il survient en effet un trouble général, du malaise, des vomissements, du dévoiement, des sueurs froides, de la prostration et d'autres phénomènes d'hyposthénie. Cette *intolérance* vient de l'absence de tout élément morbide, sur lequel l'agent puisse exercer, épuiser sa virtualité. — A l'état de maladie, au contraire, le médicament reporte son activité sur l'élément morbide et la consomme à ramener le rhythme de la vitalité à son type normal, en un mot il y a *tolérance*. — Ainsi, par exemple, supposez un homme atteint de fluxion de poitrine, dont le rhythme vital est par conséquent exalté et vous le verrez supporter des doses considérables d'émétique ou de toute autre remède hyposthénisant, sans qu'aucun des accidents susmentionnés n'éclate. — C'est à ce phénomène qu'on donne le nom de *tolérance*, et que l'immortel Rasori a formulé dans cet axiôme : « La capacité médicamenteuse de l'organisme malade est en raison de sa capacité morbide. « C'est là une loi, car elle nous initie au rapport de la cause et de l'effet, nous permet de saisir la relation d'action du remède sur la maladie. Cette loi régit indistinctement tous les modificateurs de l'organisme (¹).

Ces données préliminaires, *indispensables*, nous le répétons, pour l'intelligence de l'objet, étant acceptées, nous pouvons traiter le sujet en question, avec la pleine confiance de nous faire parfaitement comprendre.

C'est de l'action du café, considéré comme agent hygiénique et médicinal, qu'il s'agit ; d'un agent dont l'usage se généralise, s'universalise en quelque sorte, et sur les propriétés duquel on professe les idées les plus étranges et les plus contradictoires. On lui a prêté successivement et alternativement les qualifications de *stimulant*,

---

(¹) Ces principes sont ceux de *l'école italienne moderne* ; l'ouvrage le plus récent sur la pharmacologie est le *Traité de matières médicales et de thérapeutique*, de M. le professeur Dieu de Metz, et encore en cours de publication. Cet œuvre vraiment monumental est entièrement conforme aux principes de ces réformateurs italiens dont M. le professeur Trousseau dit : « L'ère de la matière médicale moderne prendra une de ses dates chez eux. » L'avenir est là, car le progrès scientifique est là.

d'*échauffant*, d'*excitant*, de *rafraîchissant*, de *contre-stimulant*, de *tonique*, de *névrosthénique*, d'*antispasmodique*, de *céphalique*, de *stomachique*, d'*aphrodisiaque*, d'*anaphrodisiaque*, etc., etc.; c'est enfin un agent sur lequel on a porté des jugements divers selon les temps, les lieux et les observateurs. La consommation qui s'en fait est vraiment immense. En 1849, l'Europe a reçu 19,820,000 quintaux métriques de café, dont un tiers au moins est resté en Allemagne. Et malgré les droits élevés qui frappent cette denrée coloniale (les frais de douane et de transport se montent à 2 fr. par kilogramme), l'importation va toujours en croissant. C'est donc, comme on le voit, un produit qui joue un rôle important par sa consommation et dont l'influence ne saurait être indifférente au double point de vue de l'hygiène publique et privée.

Nous reprenons en sous-œuvre cette question et notre intention est de la traiter avec tout le développement qu'elle comporte, parce que nous entendons journellement les notions les plus erronées propagées sur les propriétés du café, substance précieuse au triple titre d'agent hygiénique, prophilactique et médicinal. C'est un devoir de populariser autant que possible la connaissance des substances placées immédiatement sous la main de l'homme, surtout quand cette connaissance intéresse son bien-être.

Le café a trouvé des défenseurs enthousiastes, et ils sont nombreux, qui ont exalté ses vertus jusqu'au sublime. — Il enivre les sens par son parfum et sa saveur, ranime et excite le cerveau, allume l'imagination, donne des idées, de la verve, un jugement prompt, tient en éveil, rend spirituel, agile, courageux, éloquent; il fait digérer et dissipe les fumées du vin; prévient l'ivresse et en combat les effets; il rajeunit les vieillards et restaure en eux la conscience de la vie, etc., etc. — Par contre le café a rencontré des adversaires passionnés qui le proscrivent à l'égal d'un poison. — « Le sérieux réfléchi de nos ancêtres, la solidité du jugement, la fermeté dans la volonté et dans les résolutions, toutes ces qualités qui distinguaient jadis le caractère national des Allemands, s'évanouissent devant cette boisson médicinale, et qu'est-ce qui les remplace? des épanchements de cœur imprudents, des résolutions, des jugements précipités et mal fondés, la légèreté, la loquacité, la vacillation, enfin une mobilité fugitive et une contenance théâtrale. Je sais bien que pour abonder en imagination luxurieuse, pour composer des romans lubriques, des poésies badines et piquantes, l'Allemand doit boire du café. Le danseur de ballet, l'improvisateur, le jongleur, le bateleur, l'escroc et le banquier au jeu de Pharaon, ainsi que le virtuose, musicien moderne, avec sa vitesse extravagante, et le médecin à la mode partout présent, qui veut faire quatre-vingts visites de malades en une seule matinée, tout ce monde-là a nécessairement besoin de café. » *(Hahnemann).* Ne croirait-on pas que le célèbre chef de l'école homéopathique retrace plutôt les effets de la *fantasia* propre au *haschisch?* Voilà donc l'usage du café réputé avoir fait perdre le sens moral à tout un peuple. A cet anathème opposons l'autorité d'un ordre de faits curieux à consigner.

Lorsque l'usage du café s'établit en Turquie où l'opium paraît servir d'*instrumentum regni*, au despotisme oriental, on ne tarda pas à s'apercevoir que la boisson nouvelle exerçait une fâcheuse influence sur l'esprit de la nation. Elle sortit de la léthargie séculaire où elle était plongée par les fumées de l'opium et commença à donner des signes inquiétants d'intelligence et de clairvoyance. — Les sultans se hâtèrent de proscrire un breuvage qui produisait des effets aussi contraires à leur politique; ils édictèrent les peines les plus sévères (cordon, bastonade) contre les consommateurs. Les oulémas, les imans, les muphtis, les plus doctes personnages de la Turquie, fulminèrent aussi leurs anathèmes contre cette boisson trop intellectuelle. Enfin, pour frapper un coup foudroyant sur le tempérament turc, la *faculté* musulmane, par une décision solennelle, déclara que le café était *sec* et *froid* et qu'il était à craindre qu'il ne refroidît et éteignît la puissance prolifique du peuple turc. L'alarme fut générale !!... on en revint cependant, et il se trouva des sultans qui comprirent qu'on pouvait gouverner la nation sans l'hébêter absolument. Ces sultans éclairés étaient d'intrépides buveurs de café. Depuis lors, le peuple turc consomme simultanément l'opium et le café, le poison et le contrepoison, et grâces à ces deux influences contraires qui le sollicitent, il ressemble assez bien à un homme ivre à cheval qui vacille *hinc* et *illinc* ! Sa vie se passe dans une espèce de somnambulisme comparable au *Comâ vigil* des fébricitants et les rares éclaircies projetées par la fève levantine, à travers les fumées assoupissantes de l'opium, rappellent ces *ténèbres visibles* dont parle le Dante..... Aujourd'hui que le problème de la régénération du peuple turc est à l'ordre du jour, les *médecins* en consultation pour instituer une méthode de traitement appropriée à ce corps politique, feront bien de tenir compte de l'action de l'opium sur l'organisme social, et des vertus du café....

Un autre fait intéressant dans l'histoire du café et son importation au milieu des nations civilisées, est celui de l'influence vraiment remarquable qu'il exerce sur le mouvement des idées et leur direction. — Depuis que le peuple allemand boit du café, il est sorti de sa native apathie, et est devenu un peuple remuant, penseur, raisonneur, philosophe. Le flux et le reflux du courant d'idées qui se fait par l'Allemagne est vraiment prodigieux. Il y a là un rapprochement au moins curieux sinon étrange.

Mais une coïncidence encore plus frappante s'offre dans le double fait de l'introduction du café en Italie et la régénération nationale qui s'y opère. Toutes les grandes découvertes, dont l'Italie est le théâtre, correspondent à cette époque. Le génie de cette nation s'est soudain illuminé des clartés les plus sublimes. C'est tout d'abord un progrès immense accompli dans les arts et les sciences, et qui fait que toutes les nations seront à jamais tributaires de l'Italie, et c'est la découverte de la polarité de l'aimant, celle du télescope et des plus magnifiques inventions de l'optique, la découverte des lois de la gravitation terrestre, la création du baromètre, la pile électrique, etc.... mais depuis lors l'Italie est devenue silencieuse, muette ! *quantùm mutata ab illo !* Le vif essor de cette nation s'est arrêté ! et cependant la boisson intellectuelle qui a été comme un des stimulus de son génie national, fait encore ses délices !.... A quoi tient ce changement étrange ? Interrogez l'histoire contemporaine de l'Italie et vous trouverez la loi de ce phénomène. — Quoiqu'il en soit, ne désespérez jamais d'un peuple qui boit du café !

Le savant et ingénieux Virey, en parlant des effets du café parmi les nations policées, rend à l'influence civilisatrice du café le plus éclatant hommage. Il serait intéressant d'étudier cette influence sur la nation française : — L'introduction du café en France remonte à Louis xiv, qui étrenna cette denrée coloniale, vendue alors à des prix fabuleux (280 fr. le kilog.). L'usage du café se popularisa promptement, comme le prouve la grande extension donnée aux établissements consacrés au débit de cette boisson. Les événements historiques accomplis depuis lors, ne sont peut-être pas étrangers à l'introduction du café dans la consommation publique. C'est d'ailleurs une boisson qui s'adapte admirablement au génie de la nation française, et qui sous son action s'accentue réellement en traits plus vifs, plus caractéristiques... Le café donne à l'humeur quelque chose de mobile, d'inquiet, de remuant. Ce quelque chose d'instable ne s'est-il pas réfléchi sur la nation française, qui offre le spectacle d'un peuple vieux de quatorze siècles de monarchie et qui, dans le cycle de cinquante ans, se donne quinze à dix-huit gouvernements. Ce changement incessant du centre de gravité d'une nation, ne dénote-t-il pas l'intervention d'une force impulsive nouvelle, étrangère à son dynamisme habituel ?

Les hommes les plus éminemment spirituels du dix-huitième siècle ont été de grands amateurs de café : Voltaire, Fontenelle, Jacques Delille, Buffon et d'autres célèbres écrivains et penseurs d'élite, n'hésitaient pas à rapporter au café une partie des inspirations de leur génie. Les encyclopédistes étaient tous des consommateurs zélés de cette fève dont Berthier dit : « qu'elle débêtise. » Une femme connue par la vive pénétration de son esprit, écrivait à Zimmermann: « Sans café, je n'ai que l'esprit d'une huître. » Louis XIV, Frédéric II, Napoléon l'aimaient à la passion. Des illustrations scientifiques et littéraires qui ont atteint le bénéfice de la longévité, en renvoyaient l'honneur au café. Balzac qui, dans sa *Physiologie du mariage*, passe en revue les agents aphrodisiaques, paraît avoir grande confiance dans la vertu de la fève levantine et la range parmi les engins éprouvés de la stratégie conjugale aux abois. Ces engins-là sont, dit-on, en usage dans la capitale ; — en province, fait qui honore la candeur des mœurs, on ne se sert guère de la graine de café, comme moyen stratégique, que pour s'assurer de la vigilance des garde-malades. — Ajoutons que Balzac avait pour le café la plus prodigieuse prédilection. Jamais il ne se mettait au travail sans avoir à côté de lui une ample provision de café ; il savait par expérience qu'il a le divin privilége d'alimenter la pensée. Magnifique prérogative ! — Nous pourrions enfin énumérer toute une pléiade de célébrités contemporaines et particulièrement un écrivain, à la verve étincelante, un auteur dont les productions littéraires tiennent de l'avalanche, et qui tous boivent de cette liqueur réputée tenir l'intelligence en longue haleine.

Quelles que soient les opinions accréditées sur les effets du café, si remarquables par leur singularité, il n'en résulte pas moins que les jugements portés sur sa valeur d'action réelle sont très-divers et même contradictoires. Il est évident qu'on manque de principes pour y rat-

tacher les faits et que dès lors les appréciations restent vagues, flot-
tantes, livrées aux fluctuations d'une opinion que dominent souvent
le préjugé ou l'erreur.

De quoi s'agit-il au fond ? de rendre compte des effets du café ; de
déterminer la loi qui régit ces effets ; de rattacher en un mot, par
l'analyse des faits, les effets aux principes qui les gouvernent, afin
de pouvoir formuler les préceptes rationnels d'après lesquels on
puisse se gouverner dans les applications pratiques : « Ce qu'il y a
de plus utile dans la pratique, a dit Bacon, est aussi ce qu'il y a de
plus vrai dans la théorie. » Mais, chose étrange, sur les questions
mêmes où les hypothèses les plus hasardeuses et les plus fantasques
ont cours, toute interprétation scientifique inspire de la prévention.
On affecte un souverain dédain pour la théorie, sans songer que
l'homme qui professe n'avoir pas de théorie, se met au niveau de
celui qui s'enorgueillirait de parler et d'agir sans raison. *La théorie
c'est la raison des choses.* — Entrons en matière.

PROPRIÉTÉS CHIMICO-PHYSIQUES DU CAFÉ.

Le café cru (¹), bien qu'il n'ait pas d'odeur ni de saveur, donne,
par l'infusion prolongée à l'eau bouillante, un liquide jaune verdâtre
qui rappelle, mais à un degré très-faible, le goût du café torréfié. Ce
liquide est doué de si puissantes propriétés antiseptiques qu'on a pu
conserver, sans altération aucune, pendant vingt ans, une infusion
de café cru à froid. Le café torréfié jouit de la même propriété ; des
blanc-d'œufs mêlés à quelques fèves se conservent longtemps inalté-
rables. L'art pourrait tirer des applications utiles de ces propriétés
du café, qu'il doit, comme toutes celles qu'il possède, à un principe
immédiat, désigné sous le nom de *caféine*. Ce qui prouve que c'est à
ce principe que le café emprunte toute sa virtualité, c'est que la
partie extractive de la graine, privée de sa présence, est sans parfum,
ingrat au goût et sans action notable.

(¹) Le café se rapproche singulièrement du thé par ses propriétés chimico-
physiques et physiologiques. Un Brésilien nous assurait récemment que dans les
pays où croît le caféier, on usait des feuilles de cet arbuste en guise de thé et
que la boisson en est fort agréable, rappelant l'arôme du café. Nous sommes
étonné qu'on n'ait pas importé ce produit.

La *caféine* se présente à l'état naturel et libre sous l'aspect d'une substance cristalline blanche ; mélangée à 5000 fois son poids d'un liquide aqueux ou alcoolique, elle donne à la masse une couleur verte intense. Cette propriété pourrait aussi trouver une application économique dans la coloration des liqueurs et des produits comestibles, en éloignant tous les dangers de certaines matières tinctoriales. La caféine qu'on obtient du café cru offre exactement l'odeur aromatique du café brûlé. Il importe de faire remarquer qu'il faut la double action, de la torréfaction et de l'eau bouillante, pour enlever au café tout son arôme et sa partie extractive. L'alcool ne le dépouille pas aussi complètement que l'eau portée à 250 degrés d'ébullition. — Ici on pourrait se demander, si les graines de café cru, ingérées soit entières soit pulvérisées, abandonnent aux organes leurs éléments actifs. La force digestive serait-elle assez puissante pour faire ce que nous ne pouvons obtenir en-dehors du corps que par l'action de la torréfaction et de l'ébullition ? Eh bien, l'expérience a été faite ; des graines de café cru ont été avalées, digérées, rejetées, dépouillées complètement de leur principe actif, et ne présentant plus, par conséquent, ni goût, ni saveur, ne constituant après leur torréfaction et leur infusion qu'une lavasse insipide. Preuve évidente que les forces vivantes sont bien autrement puissantes que les forces que la chimie et la physique ont à leur disposition. Mais la chose ne pouvait être douteuse *a priori*, quand on se rappelle que les graines de moutarde blanches qu'on avale, sortent dans les fèces entièrement privées de leur huile et de leur arôme. On savait du reste déjà que le café ingéré à l'état cru n'était pas sans effet, puisqu'il agissait à cet état comme un poison sur les perroquets et même sur les gallinacées, dit-on.

La torréfaction du café est la condition essentielle pour le dégagement intégral de son arôme. « Il se passe là un phénomène analogue à celui de la genèse de l'odeur des fleurs et du bouquet des vins ; une huile grasse est oxidée, brûlée et convertie en huile essentielle ; il en résulte une sorte d'éther qui, dans le café torréfié, peut s'isoler parfaitement à l'aide de la distillation, et qu'on peut même voir à l'œil nu dans l'infusion ordinaire. On observe, en effet, sur le café qu'on vient de torréfier et sur l'infusion récente, des gouttelettes d'huile qui constituent son parfum. Il est des personnes... qui croient que le sucre augmente ce parfum, bien que les véritables amateurs, comme les Orientaux, le préfèrent sans sucre. » *(Rognetta.)*

M. Payen s'est attaché à l'étude analytique de l'arôme du café, à son isolement et à ses propriétés chimico-physiques. Pour cela, il a fait passer une infusion concentrée de café torréfié dans un appareil distillatoire, à l'aide duquel il est parvenu d'abord à isoler l'huile grasse et les huiles essentielles du café. La liqueur concentrée dont il s'agit et qui est presqu'incolore, versée à la dose de quelques gouttes dans une tasse de lait ou d'eau, communique le goût aromatique et suave du café sans le colorer, à tel point que si on prenait ce lait ou cette eau ainsi additionnée, les yeux fermés, on croirait boire du café au lait ou du café noir ordinaire. — En traitant ensuite avec de l'éther, la liqueur concentrée, M. Payen est parvenu à séparer tout-à-fait l'arôme de l'huile grasse, et à constater que le principe aromatique du café résidait dans un corps blanc, cristallin, que nous avons déjà désigné, la *caféine*. L'odeur de ce corps est des plus suaves ; son poids total s'élève au plus à $^2/_{10,000}{}^{es}$ du poids du café ; une goutte de cette essence suffit pour parfumer toute une chambre, et y répandre une forte odeur de café. La force et la suavité de l'arôme détermine la valeur commerciale des diverses sortes de café. M. Payen a calculé qu'en admettant, pour la quantité pondérable de l'essence, seulement les deux tiers du poids du café, la principale huile essentielle du café représenterait la valeur énorme de 10,000 fr. le kilogramme.

La torréfaction du café doit se faire en portant le plus rapidement et le plus également possible, dans toute la masse, la température au degré convenable, c'est-à-dire à 250 environ, condition indispensable à l'entier développement de l'arôme.

Si l'on pousse la torréfaction trop loin, la caféine se volatilise ou se décompose ; il se développe alors des huiles empireumatiques à odeur désagréable et il se fait une carbonisation des matières organiques aux dépens des essences aromatiques. Il est donc d'une grande importance de retirer le café du feu *à point*. Voici quelques données expérimentales utiles à consigner.

Le café, torréfié de façon à prendre une teinte *rousse* légère, conserve le maximum d'arôme et du poids, mais développe moins de matière colorante. 100 parties en poids perdent par une semblable torréfaction 15, et se réduisent à 85.

Le café torréfié de façon à prendre une couleur *marron*, perd en poids 20 pour 100. — Si l'on chauffe plus encore et de façon à produire une couleur *brun-noir* et une sorte de vernis à la superficie des graines, la perte en poids s'élève à 25 pour 100.

Plus la torréfaction est poussée loin, plus l'accroissement en volume du café est considérable ; mais ce qu'il gagne en volume, il le perd en poids. On s'accorde généralement, qu'à la couleur *marron* ou *acajou*, répond la meilleure torréfaction pour les usages domestiques. La torréfaction dépassant ce terme, l'huile essentielle s'en va ; ce qui reste est rance, empyreumatisé, âcre, carbonisé, et le café offre alors un goût excessivement amer et désagréable.

Pour prévenir autant que possible l'échappement de l'arôme, il faut faire refroidir les graines torréfiées très-promptement. Aussi les cafetiers ont-ils l'habitude de les étaler sur une large surface froide au sortir du tambour métallique.

Le café le plus riche en huile essentielle est celui du Levant, particulièrement la qualité dite *Moka*. Vient ensuite celui de *Bourbon*, et en troisième ligne se présente le *Martinique*.

La pratique a démontré que pour torréfier uniformément le café, il fallait procéder à part pour chaque qualité, sauf à le mélanger ensuite dans la proportion de parties égales de Bourbon et de Martinique et d'un cinquième de Moka. La torréfaction du Bourbon doit être poussée moins loin que celle du Martinique. Le produit ainsi combiné, moulu ([1]) et infusé convenablement, satisfait les consommateurs.

On doit toujours préférer l'infusion à l'eau bouillante dans des vases clos, à la décoction, qui a l'inconvénient de faciliter l'évaporation de l'arôme. On n'ignore pas au reste que pour être aussi bon que possible, le café doit être torréfié, moulu et infusé le même jour ; fait de la veille, il perd déjà une grande partie de son arôme ([2]). Ajoutons

---

([1]) Les Turcs et les Arabes ne font pas *moudre* le café, ils le *pilent* dans des mortiers et avec des pilons de bois ; quand ces instruments ont été longtemps employé à cet usage, ils deviennent précieux et se vendent à de grands prix. — Les Arabes et les Turcs avalent le marc avec le liquide et prétendent que les Européens ne savent pas boire le café.... Brillat-Savarin a constaté que l'infusion faite avec la poudre *pilée* est évidemment supérieure à l'infusion faite avec la poudre *moulue*.

([2]) La dose est toujours relative aux individus. On obtient un café d'excellente composition avec 32,0 de poudre par tasse. Les grands amateurs saturent l'infu-

enfin, que si l'on veut obtenir une infusion de belle couleur, il suffit pour la clarifier de l'addition d'un petit fragment d'ichtyocole ou simplement d'une écaille de poisson desséchée ; le café prend alors dans la cuillère cette apparence *or foncé*, si recherchée des amateurs ; mais on a aujourd'hui des appareils où l'infusion se fait à la vapeur et qui opèrent à merveille.

PROPRIÉTÉS PHYSIOLOGIQUES ET MÉDICALES DU CAFÉ.

Données empiriques. Constatons d'abord les faits acquis par l'observation susceptible de servir d'éléments à des inductions et préparer les voies d'une appréciation vraiment philosophique.

Dans les pays dont le caféier est originaire, tous situés sous les latitudes tropicales, l'usage du café est de précepte hygiénique, l'expérience ayant fait reconnaître qu'il mitige heureusement les effets d'excitation propres au climat. On peut voir dans cette coïncidence, une preuve de la sage prévoyance de la nature, qui crée le remède à côté du mal.

Chose curieuse à signaler à l'encontre de la croyance générale reçue en Europe, c'est qu'en Afrique et en Orient les propriétés du café sont réputées éminemment *rafraichissantes* et utilisés soit comme moyen hygiénique, soit comme moyen médical, pour prévenir ou pour combattre les maladies à fond d'excitation prédominante dans ces contrées.

C'est une précaution hygiénique devenue réglementaire pour les navigateurs, de soumettre les équipages qui franchissent les tropiques à une large ration de café. — On munit aussi d'une ample provision

---

sion. Nous connaissons un amateur de la fève levantine, qui concentre par demitasse 125,0 de poudre fraîchement torréfiée et moulue. Nous avons goûté ce produit, véritable quintescence de café ; le parfum et la saveur en étaient vraiment délicieux. Nous avons déjà dit, qu'il était d'observation, que les organisations d'élites, supérieures surtout par la pensée, se signalaient par une vive affinité pour le café. — Il s'agit effectivement ici d'un homme doué d'une intelligence éminente, rehaussée de brillantes qualités morales, et qui déploie une prodigieuse activité dans les plus nobles travaux.

de café les soldats (¹) qui entrent en campagne dans les pays chauds particulièrement dans nos colonies africaines , par la raison que tout prédispose là aux congestions et aux maladies inflammatoires , et que l'on s'est parfaitement trouvé de cette mesure hygiénique.

On sait que le café dissipe les accidents propres à l'ivresse alcoolique et que le mélange de cette substance avec des liqueurs alcoolisées en corrige les propriétés enivrantes. C'est un fait d'observation que les ivrognes sont généralement grands amateurs de café ; phénomène de prophilaxie instinctive, régi sans doute par la loi des *Contraria Contrariis*..

Les Orientaux, particulièrement les mangeurs d'opium consomment prodigieusement de café et acquièrent par cette ingestion la remarquable *tolérance* qu'ils possèdent pour le poison qui fait leur délice habituel. Le café est effectivement l'antidote par excellence de l'opium.

Le café ingéré le matin, alors que la tête est encore engourdie par les effets du sommeil , réveille les sens , rend à l'esprit son aptitude et au corps son agilité.

Après un repas copieux et sur-stimulant le café fait digérer facilement, penser librement et gaîment , tandis que la privation de cette substance aurait pour conséquence, une digestion laborieuse, la langueur et la somnolence.

Les penseurs , les hommes qui se livrent habituellement à des tratravaux qui demandent de la contention intellectuelle, savent que l'ingestion de quelques tasses de café suffit pour relever leurs facultés et les rendre à une activité nouvelle; la clarté et la fraîcheur qu'il donne alors à la pensée est vraiment remarquable. Il n'est donc pas étonnant que le café soit la boisson privilégiée de tous ceux qui

---

(¹) Nous avons sous les yeux l'*instruction médicale pour l'armée d'Orient*, que le gouvernement a fait rédiger spécialement en vue des éventualités de la guerre actuelle. Cette instruction révèle une prévoyance et une sollicitude vraiment paternelle pour tout ce qui touche au bien-être et à la santé des soldats en campagne. Parmi les nombreuses mesures hygiéniques et médicales qui font l'objet de cette instruction, se signale principalement l'usage du café, qu'on désigne comme agent de prophilaxie générale , qu'on prescrit à chaque repas, avant de se mettre en route, en marche , aux haltes, le matin au lever , le soir au coucher , avant et après les factions , partout et toujours le café est recommandé.

mettent particulièrement en action les facultés de l'intelligence. Le café ouvre les portes de la pensée quand l'excès du travail semblait les avoir fermées ; nous saisirons bientôt la loi de ce curieux phénomène.

Mais l'action du café se fait encore sentir sur un autre pôle que celui de l'intelligence. Il affecte vivement le sens génital. « De toutes les modifications organiques par lesquelles s'est révélée chez nous l'action du café, une des moins douteuses et des plus prononcées.... c'est celle qu'il exerce sur le sens génital pour en faiblir les stimulus. Il n'est pas à notre connaissance d'anaphrodisiaque capable de réduire à une impuissance plus absolue. » (*Trousseau*). En Orient il passe généralement pour abattre les désirs vénériens (*dormitor veneris*). Murray rapporte à cet égard une singulière anecdote : « *Gonjux sultani Mahmed equum castrari cernens, ab horrendâ encheiresi jussit abstineri, et equo coffeam propinari, cujus efficaciam in marito exploratam haberet.* » Villis avait observé cette propriété anaphrodisiaque du café : « *Vulgaris observatio passim dictitat in quantum coffeæ potatores nimii veneris impotentiæ obnexii evadunt.* » — Les femmes qui peuplent les sérails du Levant, charment leurs loisirs en savourant forces tasses de café que les *maîtres* du lieu leur font servir avec la plus généreuse libéralité : Sans doute pour dompter la chaude constitution de ces filles d'Eve et pallier ainsi les funestes effets de la vie d'isolement et de séquestration du harem ? Ces Orientaux sont décidément des praticiens expérimentés en matière de... sensualisme !

Mais, phénomène curieux, le café qui a la propriété de dompter les stimulus sexuels chez l'homme à l'état de santé, a par contre la propriété de les réveiller chez ceux qui sont impotent et dans des circonstances que nous ferons connaître. On comprendra alors comment le café, dont les vertus *aphrodisiaques* sons célèbres, peut en même temps devenir un puissant *anaphrodisiaque*.

Les faits thérapeutiques qui peuvent concourir à nous révéler la valeur d'action du café sont nombreux et se rapportent tous à des maladies qui dans l'état actuel de la science sont reconnues à fonds d'excitation, que les excitants et les stimulants réels exaspèrent et qui se traitent toutes d'après la méthode antiphlogistiques. Dans le traitement des maladies contre lesquelles le café est employé à titre de remède, cet agent se trouve substitué à d'autres remèdes dont les propriétés antiphlogistiques sont incontestables, tels que le camphre,

le sulfate de quinine, le nitre, l'eau de laurier-cerise, la jusquiame,
la belladone, etc., que M. le professeur Trousseau range avec vérité
parmi les *contre-stimulants*. Mais voyons les faits.

On connaît déjà l'efficacité du café dans l'empoisonnement par l'o-
pium, dans l'ivresse alcoolique ; cette efficacité se déploie aussi dans
le traitement des céphalées congestives, dans la commotion cérébrale, dans l'apoplexie, dans les affections soporeuses, les fièvres
typhoïdes avec symptômes cérébraux prédominants ; dans l'encéphalite, la méningite. Un praticien distingué, M. Mojon, s'est, pendant
un exercice clinique qui embrasse plus de trente années, servi de
l'infusion de café comme boisson habituelle des malades, et cela indistinctement dans toutes les maladies inflammatoires, l'utilisant à titre
de tisane rafraîchissante. Il cite un fait curieux : « J'ai connu une
personne atteinte d'asthme inflammatoire ancien et qui parvenait à
faire avorter les accès, en aspirant la vapeur du café torréfié. S'étant
ensuite habituée à priser du café en poudre en guise de tabac, elle
s'est parfaitement guérie sans d'autres secours. Floyer, qui était lui-
même asthmatique, n'avait trouvé de meilleur remède que le café pour
le soulager, et il a vécu jusqu'à l'âge de quatre-vingts ans. » On sait
que dans cette maladie la digitale se montre également efficace. M. le
docteur Rognetta a vu des bronchites obstinées s'améliorer par l'usage
du café ; l'expectoration est facilitée et la toux s'apaise. En Italie la
décoction de café est usitée généralement en lieu et place de toutes
les tisanes réputées adoucissantes, émollientes, rafraichissantes, dont
s'abreuvent d'ordinaire les malades. On a encore signalé les bons
effets du café dans un certain nombre de maladies propres aux femmes,
et dépendant d'irritations chroniques de l'utérus : « Nous avons vu une
femme sujette à des accès d'hystérie que le café faisait cesser et qui
renaissaient lorsqu'elle n'en prenait plus. » *(Merat et Delins)*. Administré dans les fièvres intermittentes, les résultats ont été si heureux
qu'on crut un moment avoir trouvé le succédané du quinquina. —
« Il n'a cessé d'être conseillé dans les maladies soporeuses, les hébé-
tudes des sens, les dispositions aux apoplexies même sanguines chez
les personnes d'un certain âge, d'une habitude molle, d'une com-
plexion replète, chez les vieillards somnolents, engourdis, voraces,
dont la mémoire s'affaiblit, etc., etc., l'état nerveux que développe
le café est opposé à cette diathèse et à toutes ces conditions. » *(Trousseau)*. En Orient et aux Antilles on ne connaît point les affections

goutteuses et calculeuses , affections dont le nombre et la gravité a singulièrement diminué dans toutes les contrées où le café s'est introduit comme agent de consommation habituelle. En Perse une croyance religieuse dit que la boisson du café a été inventée par l'ange Gabriel pour rétablir la santé de Mahomet. Aussi donne-t-on force café aux épileptiques , qui s'en trouvent d'ailleurs fort bien. Les médecins de la marine , dans les épidémies du scorbut , ont retiré de l'administration du café des avantages signalés , soit comme agent prophylactique , soit comme remède , et ils le prescrivaient au même titre et concurremment avec le suc de citron et d'orange.

Dans toutes ces circonstances , pour retirer du café les effets qu'on peut en attendre , il faut le prescrire à *haute dose* et *concentré*.

Maintenant, quelle est la valeur des *faits* que nous venons de passer en revue et qui constituent simplement les éléments empiriques du problème qu'il s'agit de résoudre ? Ces données acquises , fournies par les observateurs de tous les temps et de tous les lieux , nous les tenons pour authentiques et suffisamment concluantes , quoiqu'elles aient servi de base à des opinions que nous n'acceptons pas. — On s'est effectivement appuyé sur elles , pour établir en principe que le café est *stimulant* et c'est là la croyance générale. — Nous pourrions nous appuyer également sur ces mêmes données , pour établir en principe que le café est *contre-stimulant*, et c'est là notre conviction. Car si ces données ont une signification , c'est bien celle-ci qu'elles comportent, à moins qu'on ne s'obstine à vouloir prendre sur les faits les plus marqués et les plus saillants , le contrepied de l'évidence et formuler à rebours les notions les plus instinctives du bon sens. Mais, ne posons pas en principe ce qui précisément est en question. — Nous conclurons, *a posteriori*, après l'examen analytique des faits fournis par l'observation et l'expérience. — Et qu'on le remarque bien, la solution n'intéresse pas que la théorie, car en semblable matière la théorie exerce une grande influence sur la pratique. — S'il est prouvé que le café est *stimulant*, il faut évidemment se faire un précepte de le retrancher du nombre des remèdes usités pour combattre les maladies à fond d'excitation. — Si au contraire il est démontré que le café est *contre-stimulant*, il en résulte l'indication de cet agent dans le traitement des maladies à fond d'excitation et le précepte de lui donner pour auxiliaire ou succédané les moyens ordinaires de la médication antiphlogistique. Sous le rapport hygiénique la solution du problème conduit aussi à des déductions opposées selon l'interprétation des faits. — Par exemple, *l'instruction médicale pour l'armée d'Orient,* qui prescrit le café pour combattre les effets d'un climat où dominent les maladies inflammatoires, recommande *d'aiguiser* l'infusion avec quelqu'alcoolique à petite dose. — Cependant la même instruction dénonce « l'eau-de-vie comme d'un usage pernicieux et disposant aux maladies les plus funestes, « tandis que d'autre part le café est signalé comme une boisson excellente sous tous les rapports, tout en indiquant de le faire *très-léger.* — D'où vient cette réserve dans l'emploi d'un agent destiné à neutraliser des causes morbides si nombreuses et si puissantes? — Evidemment la connaissance que l'on a de la valeur d'action du café est purement *empirique;* de là cette hésitation quand il s'agit de généraliser et de formuler les applications. L'expérience signale les bons effets' du café pour neutraliser l'influence pernicieuse d'un climat tropical; mais une fausse théorie l'a réputé *stimulant!* L'erreur du principe se traduit dans les faits par de la timidité ; elle écourte la pratique ; de là des demi-mesures devant des exigences dont on ne se dissimule d'ailleurs pas la grandeur. — Quant à nous qui avons la conviction que le café est un *contre-stimulant,* et nous espérons le démontrer d'une manière péremptoire, nous pensons que, si l'on veut retirer de cet agent les bienfaits qu'il comporte, il faut, dans les mesures prophylactiques, l'employer généreusement, à doses élevées et suffisamment concentrées, sous peine de n'en retirer qu'un profit illusoire. — Nous soumettons respectueusement ces réflexions au *Conseil de santé,* avec d'autant plus de confiance que nous savons que, dans sa haute sagesse, il réserve toujours un accueil bienveillant à toute critique indépendante, inspirée par le sentiment de la vraie science, et qui aspire à mettre en lumière une vérité utile à ceux qui font le noble objet de son incessante sollicitude.

Données expérimentales. La croyance générale est que le café est *stimulant, tonique, excitant;* c'est là la croyance populaire, la croyance officielle, la croyance consacrée dans les livres, les dictionnaires, les monographies ; la croyance universelle, et cette croyance est tellement accréditée que les *Conseils de santé* prescrivent le café comme un auxiliaire équivalant des alcooliques, et concurremment avec eux. Ainsi l'opinion dominante, que le café est un *stimulant,* a pour elle cette entité toute-puissante qu'on appelle l'*autorité.* — Il est vrai de dire que quelques rares protestations se sont élevées, que particulièrement le docteur Rognetta, l'intelligent promoteur du mouvement de réforme qui s'annonce et s'accomplit dans la France médicale, a combattu l'opinion universellement professée ; nous qui partageons complètement la manière de voir de ce savant, sur cette question — et sur bien d'autres, — nous pourrions nous prévaloir de ce témoignage, qui a une valeur vraiment scientifique; mais il s'agit ici d'un ordre de faits soumis au libre examen de chacun, et qui est purement du domaine de l'observation et de l'expérience, où par conséquent il serait de mauvais goût de faire intervenir les autocraties nominales; le *magister dixit* est un patron inconnu dans les sciences naturelles. L'autorité médicale..... Priessnietz l'a submergé ! —Le problème est simple, tout chacun peut instantanément le résoudre par une expérience aussi facile qu'agréable : *misce utile dulci.*

Lorsqu'on prend l'infusion de café très-chaude, il faut tenir compte de l'action du calorique; mais cette action est peu durable, tandis que celle du café se prolonge. Mieux vaut cependant laisser l'infusion se refroidir ou ne la boire que tiède, quand on veut se former une idée exacte de sa véritable action. Il est aussi important d'opérer à jeûn et de s'assurer avant l'épreuve de l'état du pouls, dont le rhythme doit servir de dynamomètre. Or, ces conditions remplies, si l'on prend à dose concentrée et soutenue une infusion de café, on constatera les effets suivants:

Ampleur et mollesse du pouls, avec ralentissement graduel dans le nombre des battements et diminution de la force impulsive du cœur et des artères. Le pouls tombe de 65 à 55, et se maintient des heures entières à ce rhythme. — La peau devient moite, haliteuse et sa thermalité baisse sensiblement. — Lassitude extrême avec tremblement aux poignets, faiblesse aux extrémités inférieures, inaptitude à l'exercice physique, le sentiment de débilitation est tel, qu'il semble que le corps s'affaisse sous lui-même. — Pâleur extrême, sueur froide aux tempes et sur les ailes du nez. — L'urine sécrétée est limpide, *instar aquae è rupibus scaturientis.* Sentiment de vide au cerveau avec céphalée sus-orbitaire et faiblesse extrême dans les facultés de l'intelligence, caractérisée par le vague, l'indécision de la pensée et de la mémoire, l'impossibilité de fixer l'attention sur un même objet, la difficulté dans l'émission des idées ; il semble que les fonctions de l'encéphale soient paralysées. — Dilatation des pupilles, sensation de vacuité épigastrique avec sentiment de faim et léger pyrosis. — Si dans cet état on pousse l'expérience plus loin, des frissons, des palpitations de cœur, un grelottement général se déclare et la débilitation est telle qu'il y a imminence de syncope. Ces effets se dissipent par un repas substantiel et par l'ingestion de quelque boisson alcoolique, qu'on désire et qu'on tolère alors extraordinairement.

Que conclure de l'ensemble de ces phénomènes et de leur analyse philosophique ? si ce n'est que les effets généraux de l'action du café, ingéré à dose élevée et prolongée, sont tous caractéristiques d'un abaissement du rhythme des forces organiques, d'une *hyposthénisation* profonde, progressive, et que par conséquent le café est un agent *hyposthénisant*. — D'autre part, de l'analyse des faits empiriques et expérimentaux que nous avons déjà fait connaître, il résulte d'une manière péremptoire que le café dirige électivement son action dynamique sur le cerveau, comme le démontrent les effets remarquables qu'il produit sur les fonctions de cet organe, particulièrement sur les facultés intellectuelles, génératrices et copulatives. Ainsi donc, le café, d'après son action générale et élective, doit être caractérisé un *hyposthénisant céphalique*.

Quant à son action sur l'économie, les effets physiologiques du café sont analogues à ceux d'autres substances hyposthénisantes, telles que le nitre, la digitale, l'eau de laurier-cerise, le sulfate de quinine, le seigle ergoté, les champignons, le camphre, la jusquiame, la belladone, les cantharides. De même que ces substances, le café ingéré à dose haute et soutenue, pourrait produire des accidents sérieux. Les expériences du docteur Collet ne laissent aucun doute à cet égard. Il s'agit donc, comme on le voit, d'une puissance réelle, dont la valeur d'action est aujourd'hui connue, déterminée, car les effets en sont mathématiquement calculables.

En résumé, le principe d'action du café réside dans la propriété qu'il a d'abaisser le rhythme des forces organiques au-dessous de son type normal, ou au-dessous du type où ce rhythme se trouvait au moment de l'ingestion de la substance ; il rompt, en un mot, l'équilibre des forces en déprimant la vitalité qui en est le ressort.

Si la conclusion que nous venons tirer des faits est rigoureusement exacte et la mathématique expression de ces faits, nous devons pouvoir expliquer d'une manière satisfaisante tous les effets variés du café à l'aide d'un seul principe, extrêmement simple, celui de son action *hyposthénisante générale et élective.* Si l'induction est vraie, légitime, tous les faits qu'embrasse l'histoire physiologique et thérapeutique du café, doivent s'enrôler sous la même loi.

Parmi ces faits nous bornerons notre analyse à ceux qui se rapportent plus particulièrement aux *effets électifs* ou *encéphaliques* et qui sont aussi les plus intéressants. C'est effectivement à son *action hyposthénisante encéphalique* que le café doit toute sa prééminence hygiénique et thérapeutique, et qui se révèle souvent par des effets si surprenants. L'on s'étonne en comparant la grandeur des effets à la simplicité de la cause, circonstance qui donne à certains phénomènes le prestige du merveilleux. Tout le mystère est dans l'action *élective.* Ce qui fait la *qualité* des substances, ou la *spécificité*, ce qu'on désigne communément sous le nom de *vertu* des agents, c'est la faculté *d'élection* qui leur est dévolue. — La loi de tous les effets spéciaux est dans l'*action élective.* On ne saurait assez insister sur cette donnée; car la valeur en est énorme, quand il s'agit d'interpréter l'action des médicaments; la connaissance en est encore plus indispensable quand il s'agit de les administrer. Il ne suffit pas en effet qu'un remède s'approprie à la nature de la maladie, (qu'il soit contre-stimulant, par exemple, quand la maladie est à fond d'excitation), il faut encore qu'il s'adapte au mode de localisation de l'élément morbide. Faute de répondre à cette dernière condition, l'agent administré n'atteint pas son but : *Telum imbelle sine ictu.*

APPRÉCIATION DES EFFETS DU CAFÉ.

Se présentent en première ligne les effets du café sur les fonctions cérébrales et qui sont ceux dont nous devons rendre compte par son action *hyposthénisante céphalique.* — L'abaissement du dynamisme cérébral, voilà la loi. — Voici maintenant l'interprétation des effets par la loi.

L'un des plus remarquable de ces effets est l'*insomnie* que l'ingestion du café occasionne. — C'est là un phénomène d'*hyposthénie élective*, analogue et en tout comparable à l'état de veille produit par d'autres substances débilitantes directes, telles que la digitale, le sulfate de quinine, le thé, la belladone, la jusquiame et la plupart des substances métalliques, phénomène qui s'observe aussi après les bains froids prolongés, la saignée, les grandes hémorrhagies, le jeûne excessif, dans les passions tristes, déprimantes et dans toutes les causes qui tendent, dans une certaine mesure, à déséquilibrer le rhythme fonctionnel du cerveau en l'abaissant au-dessous du type nécessaire à sa condition habituelle de repos.

Ce qui prouve d'ailleurs d'une manière irrécusable que le café ne détermine l'insomnie dans l'état physiologique que par son action hyposthénisante sur les vaisseaux du cerveau, c'est qu'il combat très-avantageusement l'insomnie suscitée par des causes qui tendent à les congestionner, telles que l'insomnie propre aux ivrognes, aux mangeurs d'opium, aux aliénés, particulièrement celle des maniaques, celle encore qui afflige les fébricitants et qui a sa source dans un état congestif des vaisseaux cérébraux. Ainsi le café, qu'on considère comme l'*antisomnifère* par excellence, peut dans certains cas prévus, déterminables *a priori*, dissiper l'insomnie et procurer le sommeil qu'on aurait en vain demandé à l'opium. Zimmermann, dans son *Traité de l'expérience*, en cite un exemple démonstratif. — La condition différente de l'organe dans les deux cas, explique l'opposition apparente entre les effets physiologiques et les effets thérapeutiques, quoique l'action intrinsèque de la substance reste la même. C'est précisément dans les phénomènes les plus opposés en apparence qu'éclate le plus vivement la démonstration de l'unité du principe d'action du café. — Il n'est donc nullement nécessaire, pour interpréter ce phénomène d'inversion dans les effets ordinaires du café, d'invoquer le célèbre axiôme allemand, *similia similibus*, car la loi de l'action hyposthénisante *élective* en rend parfaitement compte.

Le même principe de l'action *hyposthénisante céphalique* explique comment le café relève du sommeil pathologique provoqué par l'ivresse alcoolique et opiacée, de la léthargie apoplectique, du comâ qui suit la commotion cérébrale et d'autres conditions morbides dans lesquelles le sommeil constitue le symptôme culminant et correspond presque toujours à un travail congestif des méninges.

L'action contre-stimulante explique encore ce pourquoi les personnes qui suivent habituellement un régime stimulant, se trouvent bien de l'usage du café. — On comprend par là aussi son utilité à la suite des grands repas, où l'excès de la bonne chère et l'ingestion des vins généreux, a surstimulé l'organisme. Il mitige l'excitation produite par le repas en *décongestionnant* le cerveau, il *dégrise* en un mot, pour nous servir d'une expression consacrée.

On pourrait se demander pourquoi le café trouble le sommeil de personnes bien portantes, même après les grands repas ; l'excitation du manger et des boissons aurait dû neutraliser l'action hyposthénisante. — C'est que les liquides alcooliques pris au repas, ne portent pas leur action élective là où le café dirige la sienne ; on sait en effet que l'alcool porte spécialement son action élective sur le cervelet et la moëlle, d'où résulte le *delirium tremens*. On conçoit donc que rien ne contrariant l'action élective du café, celle-ci reste entière, marche et se signale par l'insomnie, en regard même de l'excitation produite par le repas et que son action hyposthénisante générale contribue d'ailleurs à dissiper. — On neutraliserait sûrement cette action élective du café en y ajoutant celle de l'opium dont l'action, de nature opposée, porte aussi sur le cerveau. C'est ce que font les Orientaux, qui achètent au moyen du café cette grande tolérance qu'ils possèdent pour l'opium. Ces faits s'éclairent réciproquement très-bien, comme on le voit, et reçoivent une explication satisfaisante par la connaissance de la véritable action dynamique du café.

Le café, dit-on, réveille les sens assoupis, rafraîchit la pensée et lui restitue le libre déploiement de ses facultés. Oui, quand le cerveau a été surexcité par une activité excessive. Car l'intelligence en action est un stimulus pour le cerveau, comme la lumière est un stimulus pour l'organe de la vision. Or si vous forcez une fonction au-delà de certaines limites, l'organe se congestionne et cesse par conséquent de fonctionner librement. De là, l'oppression, la gêne, la lenteur, l'imperfection de la fonction. Il y a faiblesse *apparente*, mais cette faiblesse dépend en réalité de la condition congestive, qui opprime l'organe et qui par conséquent trouble, accable sa fonction. Tel est l'état où un travail excessif peut placer le cerveau ; de là ce sentiment de plénitude céphalique avec embarras dans l'émission des idées, qu'éprouvent ceux dont le cerveau est fatigué par le travail. Or, le café a précisément pour effet de décongestionner le cerveau et de rendre ainsi à l'organe la liberté de son exercice, et par conséquent le libre déploiement des facultés qui en dépendent. Il semble alors qu'il ait exalté la fonction, tandis qu'il n'a fait qu'en baisser le rhythme surexcité, et le ramener à son type normal. L'organe ainsi libre de ses entraves, la fonction s'accomplit, la pensée jaillit avec une vivacité nouvelle. Tel est l'effet du café sur le cerveau fatigué du penseur, et la raison de ce phénomène qui nous signale le café comme un générateur d'idées, comment il se fait qu'il rafraîchit la pensée et « *éveille le cerveau sans l'échauffer.* » (*Trousseau*). Bien au contraire ! la *céphalée* qui suit quelque fois l'ingestion du café est également un phénomène d'*hyposthénie élective*, analogue à la migraine qui s'observe lors d'une abstinence prolongée ou sous l'influence de certaines substances hyposthénisantes. C'est là une souffrance inhérente à un trouble fonctionnel par manque de stimulus, et qui se guérit par un repas substantiel et les boissons alcooliques. Ce qui prouve bien que ce genre de céphalée est de nature *asthénique*, c'est qu'elle ne se produit guère que dans les cas où le café a été pris à jeûn, tandis que l'ingestion de cette même substance dissipe, au contraire, le mal de tête provoqué par un sommeil trop pesant, ou par l'insolation ou par l'ingestion de mets et de boissons surstimulants. — On aurait de la peine à comprendre comment le café peut donner le mal de tête dans certains cas, tandis qu'il peut devenir un anticéphalalgique dans d'autres, si l'on ne rattachait ce double phénomène à la loi même qui régit son action hyposthénisante et contre-stimulante élective; dans les deux cas, l'action intrinsèque est la même, seulement, vû la condition différente des organes, les effets sont autres. Voilà comment une cause qui trouble une fonction à l'état de santé, la régularise à l'état de maladie. Tout le secret de l'action médicatrice, du *ratio medenti* des médicaments, est là.

On doit maintenant aussi comprendre l'utilité hygiénique du café pour les insulaires tropicaux, et ses bons effets sur des troupes en marche et exposées aux influences d'un climat brûlant; l'insolation excessive surstimule l'organisme, comme le prouve l'imminence aux affections congestives qui existe alors et qui se traduit trop souvent par des apoplexies, des fièvres graves ou des méningites. L'effet est le même pour le corps qu'il pourrait l'être pour un œil qui, sous l'action d'une lumière trop vive, s'injecte, s'enflamme. Dans l'un et l'autre cas, il y a fatigue, lassitude, *faiblesse fonctionnelle* par oppression organique. L'excès de stimulus, en accablant l'organe, frappe d'impuissance la fonction. Mais la faiblesse n'est qu'*apparente* et se rattache en réalité à une exaltation du rhythme vital. Le café, en combattant cette dernière condition, a pour effet de restituer aux organes enchaînés le libre exercice de leur fonction; il abaisse leur rhythme fonctionnel et le ramène à son type normal. — Le vulgaire qui ne juge de l'action de la substance que par les *effets apparents*, dit : Le café *restaure*, *recomforte*, *ranime*. — Un officier expérimenté, nous parlant récemment des effets du café, nous disait à ce sujet : « Pour les *grandes affaires*, c'est au café qu'il faut donner la préférence. Pour les *coups de main*, l'eau-de-vie est préférable. » La théorie interprète facilement ces données fournies par la pratique.

Les effets *aphrodisiaques* du café s'expliquent par le même principe de l'action *hyposthénisante élective* ou *encéphalique*. Tous les physiologistes placent dans le cerveau le foyer des facultés copulatrices et génératrices. Des faits de divers ordres, physiologiques, expérimentaux, cliniques, nécropsiques, confirment l'exactitude de cette détermination. Nous n'avons pas à insister sur ces faits, parfaitement établis ; il nous suffira de faire remarquer que toutes les causes débilitantes et particulièrement les passions tristes exercent une influence dépressive sur le sens génital, et tendent à en paralyser les fonctions. Le café, par son action hyposthénisante encéphalique, produit le même effet ; il abaisse le rhythme des forces fonctionnelles auxquelles sont départies les facultés copulatrices et génératrices, et les frappe ainsi d'une impuissance plus ou moins temporaire. C'est là un phénomène d'hyposthénie qui s'observe également sous l'action d'autres substances débilitantes, tels que le camphre, la digitale, le seigle ergoté, le tabac, etc.

Mais s'il est prouvé que ce soit à l'action *hyposthénisante* qu'est due la sédation en vertu de laquelle le café apaise les stimulus sexuels, on pourrait s'étonner de voir ce même agent utilisé à titre d'*aphrodisiaque*. — Le fait est qu'il rachète de l'impotence qui leur est particulière, les hommes de cabinet, les vieillards, les mangeurs d'opium, les ivrognes, etc. — Il faut rappeler ici que l'impuissance virile, de même que la cécité, la surdité n'est qu'un symptôme qui présuppose toujours une souffrance organique quelconque ; que la faiblesse fonctionnelle propre aux impotents en question, se relie presque constamment à un état congestif des vaisseaux cérébraux, et provoqué ici par une vie trop sédentaire, là par une disposition aux stases veineuses (*vieillards*), ou bien par l'abus des alcooliques, des excès de table, ou enfin par l'usage de l'opium. — Il s'agit, comme on le voit, d'une faiblesse purement fonctionnelle, et émanant au fond d'une condition hypersthénique, qui opprime l'organe. La véritable cause de l'infirmité est généralement méconnue, ce qui porte ceux qu'elle affecte et qui veulent relever la nature de son mutisme, à s'adresser à un régime stimulant, rehaussé de boissons surstimulantes. L'infirmité s'aggrave ! — on ne saurait mieux comparer la *faiblesse* propre à ces valétudinaires, qu'à celle qui accompagne l'état morbide dit *embarras gastrique*. Ici aussi il y a impuissance fonctionnelle et se rattachant également à un état de sub-irritation latente ; les stimulants ont pareillement pour effet d'augmenter la faiblesse préexistante, puisqu'ils tendent à exaspérer l'irritation sourde dont l'organe est le siège. — En réalité, les meilleurs aphrodisiaques pour ces sujets sont précisément les agents contre-stimulants et préférablement le café, le camphre, qui par leur action élective s'approprient vraiment à ce genre d'infirmités. La tempérance, la sobriété, les bains froids sont aussi de puissants aphrodisiaques.

Quelques hommes, jeunes encore, mais qui, disciples trop fervents de Priape, sont prématurément invalides, gémissent de se voir réduits à la condition d'espèces d'ennuques. Ces héros, dont on célèbre dans un certain monde les exploits, en déplorant leur décadence prématurée, expient ainsi leurs hauts-faits passés ; ils portent sans doute encore les insignes de leurs anciennes prouesses, mais la valeur a disparue !... Confinés dans le célibat ou refugiés dans le mariage, ils sont incessamment à la piste d'un arcane. — La graine de café renferme pour ces praticiens caducs de merveilleux secrets. Un époux, jeune d'âge, mais, paraît-il, sénile d'expérience pratique, affirmait à son médecin que la fève de moka opérait des miracles ! Nous voulons bien le croire, mais nous ajouterons, pour les continuateurs du grand œuvre de la création qui n'ont pas à utiliser le café en qualité de remède, qu'ils feront bien d'user avec prudence à l'endroit de certain chapître, d'un agent hygiénique recommandable à d'autres titres. — Quoiqu'il en soit, les cas d'anaphrodisies, qui sont le résultat d'une vie trop sédentaire, de constipation chronique, d'affections hémorrhoïdaires, ou autres états morbides à fond congestifs, trouveront dans l'infusion de café un breuvage bien autrement efficace que ces filtres célèbres, vantés par les anciens et dont la cantharide constituait la base.

Sous le rapport de ses propriétés aphrodisiaques, le café peut trouver des applications faciles à deviner, mais sur lesquelles nous n'insisterons pas. Par exemple, les personnes qui se vouent par profession au célibat, useront avec avantage du café pour imposer silence aux in-surrections des sens contre l'austérité de leurs mœurs, à l'instar des anciens peintres grecs qui se parfumaient de camphre, quand ils voulaient conserver le calme de leur imagination en travail, devant un modèle de jeune nymphe. On sait en effet que le camphre est aussi un puissant aphrodisiaque et peut, par conséquent, être recommandé comme un excellent gardien de la continence. — On doit comprendre maintenant comment le café, selon la condition de santé ou de maladie, peut produire, en vertu du même principe d'action, des effets non-seulement variables, mais opposés en apparence. Il est *anaphrodisiaque* sur l'homme à l'état de santé, parce qu'il abaisse le rhythme physiologique de l'encéphale au-dessous du type nécessaire à l'intégral exercice des fonctions qui en dépendent. — Il est *aphrodisiaque* pour l'homme impotent par condition congestive, parce qu'il déprime le rhythme exalté de la vitalité et le ramène à son type normal. Il partage cette prérogative avec la saignée, les bains froids, les eaux minérales, et un grand nombre d'autres agents contre-stimulants. Là est, la clé du mystère qui enveloppe l'action des médicaments et qui fait que les effets physiologiques et thérapeutiques apparaissent variables et souvent opposés en apparence. Le principe d'action est le même au fond, identique dans toutes les circonstances, mais la condition des organes étant différente à l'état de santé et de maladie, les effets sensibles ou extrinsèques sont autres. L'observateur superficiel, étranger à la loi de ce phénomène, et qui ne peut juger que par ce qu'il a de plus apparent, se trouve ainsi porté à penser que l'action de la substance est changée, masquée, pervertie, ou intervertie.

On voit donc que les divers ordres de faits qui caractérisent l'action du café se rattachent tous à un même principe, celui de l'action *hyposthénisante*, action invariable et qui embrasse dans son unité fondamentale tous les phénomènes variés dont les *effets secondaires* nous offrent le reflet collectif.

Notre objet était la détermination du principe d'action du café. Nous avons puisés nos éléments d'appréciation à trois sources différentes, à savoir : 1° dans l'analyse des faits empiriques, produits de l'observation de tous les temps et de tous les lieux ; 2° dans l'analyse des faits expérimentaux dirigée en vue de constater la nature des effets du café sur l'homme bien portant ; 3° dans l'analyse des faits cliniques, dirigée en vue de constater la nature des effets du café sur l'homme atteint de maladies parfaitement définies...... Enfin, indépendamment de toute préoccupation théorique ou systématique, nous avons accepté comme authentiques tous les faits tels qu'ils ont été consignés dans les annales des observateurs soit anciens, soit contemporains. Nous disons les *faits* et non les opinions ou les doctrines, car ces dernières peuvent être controuvées ou erronées et les faits signifier tout autre chose à nos yeux qu'aux yeux de leurs auteurs.

Or, de ces divers ordres de faits, soumis à une analyse philosophique et à une critique sévère, ressortent des inductions suivantes, à savoir :

1° Que les effets du café, considérés soit chez l'homme bien portant, soit chez l'homme malade, s'expliquent clairement et facilement, à l'aide d'un seul principe, extrêmement simple, celui de son action *hyposthénisante* ou *contre-stimulante* (ACTION DYNAMIQUE OU PRIMITIVE);

2° Que les effets spéciaux qui caractérisent l'action du café, s'expliquent tous par la propriété élective qui lui est dévolue, et en vertu de laquelle l'action dynamique se déclare préférablement dans le cerveau que dans les autres organes (ACTION ÉLECTIVE) ;

3° Que si les effets sensibles ou apparents du café sont variables dans les différents individus, en temps divers et en circonstances différentes, ce n'est pas le fait d'un changement dans l'action de la substance, mais bien d'une modification dans la condition des organes (EFFETS SECONDAIRES).

Il résulte enfin de ces inductions, que le principe d'action du café est un, invariable, qu'il consiste dans l'effet hyposthénisant ou contre-stimulant, et que les qualifications de *céphalique*, de *stomachique*, de *tonique*, d'*anaphrodisiaque* et d'*antisomnifère*, sont impropres, sans signification scientifique aucune, ne répondant en rien à l'action réelle de cette substance.

En traitant des *effets secondaires* du café, nous avons signalé le grave inconvénient qu'il y a de caractériser les substances d'après les phénomènes purement *sensibles*, sans remonter à leur cause efficiente, et de laquelle ils sauraient seuls emprunter une valeur ou une signification rationnelle. Ce reproche est également applicable à l'universalité des agents hygiéniques et médecinaux. C'est pour avoir méconnu cette distinction et n'avoir tenu compte que des *effets secondaires* des substances, qu'on a été entraîné à prêter à ces mêmes agents les propriétés les plus variables et souvent les plus contradictoires. De là, cette confusion qui fait de la terminologie et des classifications à l'ordre du jour, un chaos aussi indéchiffrable pour le savant que pour le vulgaire.... De là aussi, cette absence totale de tout principe auquel on puisse rattacher les faits. Qu'on nous permette une digression à ce sujet :

Un thérapeutiste contemporain avoue avec ingénuité que le médecin le plus habile ne peut et ne pourra jamais mieux expliquer l'action de la manne et de l'opium, qu'en disant, selon une formule bouffonne, que l'une possède une vertu *purgative* et l'autre une vertu *dormitive*. L'épigramme est d'une justesse parfaite, et c'est effectivement à ce genre d'énoncé qu'aboutissent toutes les explications que l'empirisme fournit sur l'action des médicaments. — Mais les esprits sérieux et vraiment au courant des progrès accomplis dans l'étude et la connaissance des médicaments, savent que la médecine s'est dignement relevée du sarcasme dont le Grand Comique l'avait stygmatisé. — Il n'est pas vrai du tout que l'action de l'opium réside dans une vertu *dormitive*, car cette action se traduit en raison des conditions individuelles par des effets variables et souvent opposés en apparence. L'on sait, par exemple, que certains empoisonnements asthéniques s'accompagnent tantôt d'insomnie et tantôt de somnolence opiniâtre; symptômes, il est vrai, opposés de caractère, mais au fond de même nature, c'est-à-dire se rattachant en réalité à une même *condition dynamique*. Or l'administration de l'opium et des stimulants est d'indication dans les deux cas et a pour effet, ici de restituer le sommeil perdu, et là de combattre et de dissiper le sommeil morbide. La vertu *dormitive* n'est donc pas intrinsèque, inhérente à l'opium.— Il en est de même des propriétés réputées *antisomnifères* et *anaphrodisiaques* attribuées au café, ce sont là encore des effets extrinsèques, relatifs à la condition accidentelle des organes, propres aux individus, variables avec eux, et par conséquent étrangers au principe d'action véritable du café, action qui est au fond une, identique, quelles que soient les circonstances. — Le jour ne saurait être éloigné, où le langage médical se dépouillera de cette terminologie creuse, fondée uniquement sur les *effets secondaires* des substances, terminologie d'un métaphorisme vide et fantasque, pour adopter un langage plus exact, plus conforme aux sérieuses exigences de la science..... Que l'on ne croie pas qu'il ne s'agisse ici que de subtilités théoriques; il n'est peut-être pas de questions plus graves par leur portée, car dans la pratique elles se traduisent souvent par des faits de vie ou de mort…. Mais revenons à l'étude des effets du café, — aux applications hygiéniques et thérapeutiques qui ressortent de la connaissance du principe d'action de cet agent.

APPLICATIONS HYGIÉNIQUES ET MÉDICALES.

Les *applications hygiéniques* du café sont nombreuses et nous en avons déjà fait connaître les plus importantes. Nous n'y reviendrons pas. Notre intention est uniquement d'aller au-devant de quelques objections, dont le principe que nous avons énoncé sur le mode d'action de cet agent pourrait devenir l'objet. On pourrait se demander, comment il se fait, si le principe d'action du café est réellement *débilitant* pour l'homme sain, que l'usage universel de cette substance n'exerce pas des effets fâcheux sur la santé publique et ne se signale pas par des accidents notables chez ceux qui en usent trop généreusement, à l'instar de ce qu'on observe chez les buveurs d'alcooliques ? Nous répondrons : — que les causes qui tendent à troubler le rhythme normal des fonctions, sont dans leur grande généralité à fond d'excitation ; — qu'il est rare, et cela est d'autant plus vrai, qu'on s'élève davantage dans l'échelle sociale, que l'homme en présence des nombreux stimulus qui l'entourent et le sollicitent, reste dans cet état d'équilibre parfait des fonctions qui est le propre d'une santé irréprochable ; — qu'il est si constant que l'*hypersthénie* forme l'essence de presque toutes les maladies, que ce fait est démontré par l'instinct même de conservation, puisque tous les animaux, aussi bien que l'homme, sont portés, dès qu'ils se sentent malades, à se traiter à l'aide de l'abstinence, de la diète et des rafraîchissants ; de là, cette généralisation de la médication anti-phlogistique, en tout temps, en tout lieu. — Le café officie comme un modérateur des stimulus qui incessamment aiguillonnent l'homme, comme un dompteur des imminences morbides qui insidieusement le menacent, en un mot, en qualité d'une puissance *contre-stimulante* qui mitige ou réfracte les effets des causes morbipares les plus nombreuses qui planent sur l'organisme. Telles sont les circonstances qui expliquent cette remarquable *tolérance* pour le café ; tolérance toujours subordonnée aux individus, à leur genre de vie, aux conditions de santé et de maladie, aux influences de climat, et enfin régie aussi par la loi de l'habitude.

Nous avons déjà fait remarquer que les insulaires des régions tropicales, les hommes qui s'adonnent à la bonne chère, aux boissons fermentées et alcooliques (l'alcool est l'opium des peuples occidentaux) possèdent une grande tolérance pour le café.—Au contraire, les habitants des zônes tempérées, ceux qui vivent sobrement, qui se nourrissent d'aliments simples, qui boivent abondamment de l'eau pure, et qui n'usent que fort peu ou point du tout de liqueurs stimulantes et excitantes, ceux-là n'ont qu'une faible tolérance pour le café. — Il faut d'ailleurs dans l'appréciation des effets généraux du café faire la part des doses et du mode de préparation de la substance. Le plus grand nombre des consommateurs ne connaissent cet agent que par l'usage d'une espèce de *lavasse* confectionnée avec le marc, *caput mortuum* auquel les ménagères économes font subir des lessives réitérées. — Récemment un cultivateur de Saint-Hypolite, homme robuste, d'une sobriété éprouvée, me raconta qu'étant en compagnie de plusieurs amis et à jeûn, ils résolurent de faire une bombance de café apprêté cette fois par un limonadier..... Les effets de cette *fantasia* furent tels, que les dégustateurs de la liqueur lévantine se crurent un moment en état d'ivresse, d'une ivresse toute particulière, laissant à l'intelligence une tranquille et pleine clairvoyance, mais caractérisée par un sentiment de froid général, avec tremblements aux mains et aux poignets, impuissance musculaire telle qu'ils se sentaient défaillir. Un repas reconfortant et quelques verres de bon vin dissipèrent facilement ces phénomènes *d'intolérance*. Cette action hyposthénisante du café est si énergique, que nous avons la certitude acquise, qu'en ingérant, à dose concentrée et progressive, une infusion de café à l'athlète le plus vigoureux, on le verrait bientôt timide, tremblant, réduit à l'impuissance la plus absolue.

La propriété que possède le café de neutraliser les effets des boissons fermentées et alcooliques est un fait vulgairement connu, et qui reçoit une large consécration dans ses applications pratiques. A la suite de tout exploit gastronomique, ou de tout œuvre de libation, le café est de rigueur, car il a le don merveilleux de relever de leur déchéance ceux que l'excès du boire et du manger accable. La quantité de café qui se consomme ainsi au profit du rétablissement de l'équilibre fonctionnel est vraiment prodigieuse; dans un seul bal public, en une nuit, cinq hectolitres de café ont été absorbés ! L'excitation provoquée par la danse, l'ingestion incessante des boissons alcooliques, trouvaient là leur meilleur correctif. Si ce n'est pas un penseur ou un observateur éminent qui a fait la découverte de ces précieuses propriétés du café, à coup sûr elle aura trouvé son Christophe Colomb dans quelqu'épicurien émérite.

Il faudrait cependant se garder de croire que la *tolérance* soit elle-même absolue dans ses effets et qu'on puisse, par exemple, grâce au bénéfice qu'elle octroie à l'intempérance, abuser impunément des priviléges qui s'y rattachent, et qui sont si généreusement mis à profit et exploités par le sensualisme..... Les buveurs de profession, qu'ils connaissent ou non la loi du balancement qui gouverne les effets des substances à actions dynamiques opposées, feront bien de considérer qu'un organisme qui sert de lieu d'exercice à la collision de deux actions antagonistes, ne laisse pas que de recevoir des atteintes au milieu du conflit perpétuel suscité dans son sein. La loi de la tolérance ne contre-indique en rien les préceptes de la prudence.

Brillat-Savarin, dont le témoignage en matière d'hygiène sensualiste peut être invoqué, fait une remarque fort judicieuse en parlant des effets du café: « Le café, dit-il, est une liqueur beaucoup plus énergique qu'on ne le croit communément. Un homme bien constitué peut vivre longtemps en buvant deux bouteilles de vin chaque jour. Le même homme ne soutiendrait pas aussi longtemps une pareille quantité de café, il deviendrait imbécille ou mourrait de consomption. » L'expérience démontre effectivement que la force de l'habitude sur les substances débilitantes est beaucoup moindre que dans celles de la classe contraire, ou du moins elle se contracte plus difficilement. Aussi le café, pris à dose élevée et prolongée, en-dehors des conditions qui établissent la tolérance, ne tarderait-il pas à produire des effets fâcheux sur l'économie, en déterminant une *asthénie lente*, une sorte de désassimilation progressive, suivie du marasme et de la mort. Nous avons, par exemple, la conviction que l'usage *habituel* du café est du plus fâcheux effet pour les ouvriers mineurs qui, par la nature de leur travaux, sont exposés à des émanations toxiques dont l'action est éminemment débilitante : Les générations soumises à cette influence doublement déprimante des forces, n'offrent que le fantôme de la vie et le pitoyable spectacle de la décrépitude la plus prématurée.

Sur l'enfance, le café pris habituellement, surtout à doses concentrées, produit aussi à la longue de fâcheux effets. Nous avons toujours présent le fait d'un enfant, créature d'un *facies* étiolé, vieillot, de constitution malingre, mais que rendait surtout intéressant sa rare intelligence. Le père, grand amateur de café, faisait partager à son fils la portion de café qui lui était servi après dîner ; il se complaisait à voir dans ce breuvage, réputé tonique et stimulant, le correctif d'une constitution délicate, chétive ; d'autant plus qu'il avait remarqué que l'enfant, après avoir goûté la liqueur lévantine, paraissait plus éveillé et plus enjoué... Il suffit de l'abstention du prétendu correctif pour racheter cet enfant d'un dépérissement qui, selon la remarque de Zimmermann, « s'accompagne d'une gaîté extrême, » et le rendre à un état de santé irréprochable. Ainsi, une substance douée de vertus incontestables, et qui, prise avec mesure et dans les convenances voulues, est un agent hygiénique des plus salutaires, peut, dans certaines circonstances déterminables à l'avance, devenir un véritable *poison*. Expliquons-nous sur la valeur de ce mot, qui a une acception quelque peu formidable, appliqué à un agent hygiénique.

Toute substance capable de modifier le rhythme qui préside aux forces fonctionnelles, peut, selon les doses, les conditions d'âge et de santé, etc., officier alternativement, soit comme agent hygiénique, soit comme remède, soit comme poison.—Qu'est-ce autre chose, l'ivresse alcoolique, qu'un empoisonnement..... Les principes actifs de l'orange, du citron et de beaucoup de fruits usuels, (prunes, pêches, etc.) ne constituent-ils pas des agents toxiques, capables, à certaines doses, de produire la mort ? Au même titre, le sel, le poivre, ces précieux condiments, sont aussi des poisons, tout aussi bien que le camphre, l'aloës, le tabac ; les cantharides, l'iode, l'arsenic, etc., sont des poisons terribles, mais ce sont aussi des remèdes héroïques. N'est-ce pas une bonne fortune que la découverte de l'un de ces deux agents dans une eau minérale quelconque ? La fleur du laurier, dont le parfum suave délecte, distille le plus effroyable poison, et c'est ce même principe qui fait l'arôme de l'eau de cerise et l'essence de la pêche. Le gaz acide carbonique, dont la puissance léthifère n'est que trop connue, nous le respirons combiné à l'air et le savourons dans le champagne. Le mot *poison*, que nous avons appliqué au café, n'a non plus rien d'absolu dans sa signification, sa valeur étant entièrement relative aux doses, aux conditions individuelles ou accidentelles, et que nous avons déjà signalées. En dehors de ces circonstances, nous sommes de l'avis de cet illustre amateur qui disait du café que c'était « *un poison lent*, » fort lent, extrêmement lent, car il est parfaitement prouvé qu'il octroie bénéfice de longévité à ses nombreuses victimes.

On s'est complu à donner au café la qualification de *boisson intellectuelle*. — Est-ce à dire, pour cela, que ce breuvage donne de l'esprit aux gens qui en sont naturellement dépourvus, et que son usage serait pour eux d'application vraiment hygiénique? Non certes. Ce don merveilleux, le café ne le possède pas.... Mais à coup sûr cette boisson, prise dans la mesure et dans les conditions que nous avons fait connaître, est susceptible de mettre en éveil certaines facultés latentes, en restituant au cerveau sa fonction par l'enlèvement d'entraves qui sourdement en enrayaient l'essor.— Autre chose est de cacher ce qu'on a, autre chose est de montrer ce qu'on n'a pas. — Dans les cas d'hébétude, de stupidité acquise ou de cette espèce de crétinisme qu'engendre trop souvent l'abus des alcooliques, la boisson du café, joint à la tempérance, pourra rendre des services réels. Chez ces sujets, en effet, l'intelligence est au domicile, mais elle y est comme une lumière enfermée dans une lanterne sourde, ou un factionnaire endormi dans sa guérite. Ici, les effets du café se signalent tout d'abord par quelques éclairs de la pensée ; puis, peu à peu, le nuage qui la voilait se dissipe, et successivement elle se manifeste dans la plénitude de ses facultés. Mais pour que le café puisse accomplir ce miracle, il faut nécessairement que le feu d'où rayonne la flamme divine, couve encore sous la cendre.

Dans les applications hygiéniques du café il faut aussi faire la part des dispositions individuelles. « Je prends du café deux fois par jour, mais je n'en prends que deux tasses à la fois, et de cette manière il ne m'incommode pas : au contraire, deux tasses de plus, *m'affaiblissent*, me causent des mouvements hypocondriaques, des tremblements, des étourdissements et une certaine timidité qui m'est insupportable. Je vois arriver la même chose à tous ceux qui se portent bien , mais qui sont d'une faible constitution, dès qu'ils en prennent plus que d'ordinaire. » (ZIMMERMANN, *Traité de l'expérience*.) Mais il est des organisations que le café impressionne si vivement, que les doses les plus légères suffisent pour porter le trouble dans l'économie. Cette *intolérance* se remarque surtout chez les personnes dites névropathiques, sujettes aux affections vaporeuses, spasmodiques, hypochondriaques, hystériques, et tellement impressionnables que les moindres causes suffisent pour les remuer profondément. Ces personnes-là ne supportent pas le café et se plaignent qu'il les agite, leur suscite des angoisses, des palpitations et éveille en elles un état d'éréthisme insupportable. — A quoi tient cette singularité ? — A un état particulier du *système nerveux ganglionnaire*, qui est la source de toutes les propriétés inhérentes à la fibre vivante, qui tient sous sa dépendance immédiate le rhythme des forces organiques, qui est, en un mot, *l'instrument de la vie*. C'est donc de la sensibilité plus ou moins vive de ce système que dérive l'impressionnabilité individuelle et par conséquent la susceptibilité plus ou moins grande des forces fonctionnelles à sortir de leur rhythme habituel. — Or, supposez maintenant un système nerveux ganglionnaire délicat, d'une sensibilité exquise à certains stimulus, et voici soudain que les forces fonctionnelles vont perdre leur rhythme sous les causes les plus légères à l'égal des causes les plus puissantes ; l'instrument de la vie se trouvera en quelque sorte dans cet état d'équilibre instable dont la *balance folle* offre l'image. Elle est effectivement sensible à la moindre impulsion à l'égal du choc le plus violent…. Aussi, voyez ces organisations exceptionnelles ? Le parfum d'une fleur, un son discordant, une saveur désagréable, une contrariété fugitive dérange leur rhythme fonctionnel, comme il pourrait l'être sous la commotion la plus violente. C'est que la balance est folle : un rien a rompu l'équilibre, un rien le rétablira. — C'est là une condition organique défectueuse, native chez les uns, acquise chez d'autres ; généralisée ici à tout le système, localisée là simplement dans un organe (cœur, utérus, cerveau, estomac). Ainsi le séjour de l'illustre exilé à Sainte-Hélène avait profondément modifié sa constitution physique et morale. L'homme que les catastrophes les plus grandes trouvaient naguère impassible, se bouleversait devant l'incident le plus futile. Et cependant le pouls de Napoléon ne marquait que 40 par minute, preuve évidente que l'impressionnabilité tient moins au rhythme même de la force qu'à la sensibilité plus grande de la fibre organique. — Eh bien ! sur certaines de ces organisations instables, le café produit des effets fâcheux à l'instar de toutes les causes susceptibles de déséquilibrer un dynamisme d'une mobilité excessive. C'est moins du café qu'il faut à ces sortes de sujets qu'un usage méthodique des modificateurs généraux de l'économie, tel que l'hygiène en règle l'usage. — Il résulte de ces faits cette vérité, à

savoir : qu'il est des organisations sur lesquelles les infiniment petits
opèrent à l'équivalent des infiniment grands et pour lesquelles les
doses homéopathiques ont raison.

En résumé, le café est une boisson d'une grande valeur hygiénique
et recommandable surtout aux personnes qui suivent habituellement
un régime stimulant ou qui s'adonnent à des travaux exigeant un
concours actif des facultés de l'intelligence. — Mais pour retirer de
cette boisson tous les avantages qu'elle comporte, il faut la prendre
réfroidie, à vase clos, et sans mélange alcoolique; car le calorique et
l'alcool contrarient le libre déploiement de son action et par conséquent tendent à en neutraliser les bons effets ; l'alcool présente encore l'inconvénient d'en masquer le goût. Sous le rapport de la forme,
la boisson dite *mazagran*, dont l'usage se popularise, vise à consa-
crer une pratique vraiment hygiénique. Pendant les fortes chaleurs
on associera avec avantage la glace au mélange. Des glaces à l'essence
de café mériteraient aussi de trouver des appréciateurs.

Applications thérapeutiques. Le principe d'action physiologique du
café étant connu, les applications thérapeutiques en découlent naturellement.

La médecine a là à sa disposition une puissance doublement précieuse, et par son action *générale* et par son action *spéciale* ou élective. — Par son action générale, le café est d'indication dans toutes les
maladies à fond d'excitation, soit comme succedané, soit comme
auxiliaire des moyens ordinaires de la *médication contre-stimulante.*
Sous ce rapport, le café est un agent d'autant plus recommandable,
qu'à la portée de chacun, d'une préparation facile, peu dispendieuse,
d'un usage agréable, il peut sans inconvénient aucun et avec un
avantage réel, suppléer très-heureusement à toutes les tisanes fades,
insipides, souvent nauséabondes dont se gorgent les malades.

Mais le café est appelé à jouer un rôle beaucoup plus élevé. Dans
la pratique médicale on se trouve souvent en présence d'imminences
morbides, dont la *nature* n'échappe sans doute pas à l'observateur
attentif, mais dont les caractères sont vagues, obscurs, rien ne dé-
celant encore quel sera le siège du mal, sa marche et ses complica-
tions ultérieures. Cette condition s'offre au début de certaines fièvres
graves, particulièrement pendant la période prodromique des fièvres
nerveuses. L'expérience établit en effet que ce sont précisément les
maladies les plus sérieuses, qui sont les moins bruyantes dans leurs

manifestations : un danger imminent plane, il est vrai, sur l'économie, mais rien en apparence ne décèle la manière dont le coup va être porté : une prudente *expectation* est alors d'indication…. Mais l'expectation prescrite par les *Fabius Cunctator* de la pratique médicale , ne consiste pas dans une temporisation *inactive* , comme on pourrait le croire. A défaut d'indications spéciales , l'homme de l'art peut toujours en remplir de générales, appropriées à la *nature* de la maladie, et qui suffisent souvent seules , sinon pour dompter le mal , au moins pour en modifier et en simplifier la marche. A ce titre on peut recommander l'infusion concentrée de café, comme un agent de prophylaxie générale. — C'est ainsi que dans des cas de fièvre typhoïde avec prédominence de symptômes cérébraux , (comâ , délire , hébétude, etc.), M. Martin Solon a prescrit avec des résultats marqués, l'infusion de café, comme moyen principal de traitement ; et il a fait observer qu'à chaque dose nouvelle de café , le malade se réveille , reprend ses sens et va de mieux en mieux , jusqu'à la guérison qui a souvent lieu en peu de jours. — « Celui de tous les moyens qui fait cesser le plus rapidement l'*asthme périodique nocturne*, est une tasse d'infusion préparée avec une once de café récemment brûlé , qu'on peut répéter si l'accident montre de l'opiniâtreté. » (HUFELAND). Le café , en sa qualité de remède, n'est donc pas, comme on pourrait le croire, une de ces substances banales, indifférentes , savantes inutilités, appelées à jouer leur rôle dans des simulacres de médication, et à l'occasion de ces affections insignifiantes qui guérissent d'elles-mêmes , qu'on les traite ou qu'on ne les traite pas, ou qui guérissent souvent en dépit des moyens qu'on leur oppose. Il s'agit ici, nous le répétons , d'une puissance réelle , d'un moyen actif , héroïque , déployant son efficacité par la guérison de maladies d'une gravité vraiment imposante.

Nous avons déjà signalé la plupart des maladies dans le traitement et la guérison desquelles le café déploie son efficacité. Nous avons aussi fait remarquer que ces maladies sont toutes d'essence *hypersthénique*. Le café est ici utilement administré , et comme équivalant et comme succédané d'autres agents *hyposthénisants* généraux , tels que la scille , la digitale , le sulfate de quinine , etc. , etc. Mais c'est surtout dans les affections du cerveau , que l'action du café se manifeste par des effets vraiment remarquables, et qu'on demanderait en vain à des remèdes doués d'une virtualité dynamique supérieure même à celle du café, mais dépourvue de la faculté *élective* inhérente à cette substance. — L'*action élective* peut seule rendre compté de ce phénomène qui nous montre des effets infiniment grands produits par des doses infiniment petites et ce pourquoi un remède qui guérit une maladie localisée dans tel organe, ne la guérit plus quand elle réside dans tel autre. — La véritable science des indications thérapeutiques consiste donc dans la double connaissance du siège précis des maladies et de l'action élective des médicaments. C'est là dedans qu'est tout le tact clinique, cette espèce de génie pratique qui fait l'honneur de la science et le triomphe de l'art.

Parmi les applications cliniques du café, l'une des plus heureuses est, sans contredit, celle qu'on en fait dans les cas de commotion cérébrale. Depuis l'intéressant mémoire du docteur Rognetta, (*Annales de thérapeutique*, tom. II, p. 9), la prescription de l'infusion de café dans les affections congestives du cerveau, et particulièrement dans la torpeur sensoriale qui suit la commotion encéphalique, a reçu une consécration pratique si éclatante, qu'elle est devenue en quelque sorte un précepte classique. — Nous sera-t-il permis de faire acte de personnalité, quelque répugnance que cela nous inspire? — Nous citerons le fait récent d'un maître serrurier de Turckheim, qui à la suite d'une chute terrible, resta pendant huit jours plongé dans un état de stupeur profond, (abolition complète des facultés intellectuelles et sensoriales). Toutes les ressources usitées en semblable occurence avaient échoué ; une léthargie progressive annonçait une issue funeste et prochaine. Consulté sur la résolution à prendre, et elle avait quelque chose de solennel, car le patient était le soutien d'une famille, nous n'hésitâmes pas à proposer l'infusion de café à haute dose : la prescription fut immédiatement suivie, et douze heures après nous avons eu la satisfaction de voir cet homme sortir de ce sommeil de plomb qui menaçait de s'éterniser, et renaître à un état de santé aujourd'hui irréprochable. — Dans une autre circonstance, interrogé par un confrère sur le parti à prendre contre une encéphalite qui compliquait une pneumonie à son déclin, et pour le traitement de laquelle tous les expédients de la médication antiphlogistique avaient été épuisés, nous désignâmes encore l'infusion de café, qui, administrée au patient, aux prises avec une agitation physique et morale extrême, produisit une sédation telle qu'une prompte guérison en fut l'effet. Notre confrère fut si frappé de l'excellence du résultat, qu'il cite souvent ce fait comme l'un des plus démonstratifs qu'il lui ait été donné d'observer dans la pratique médicale. — Nous ajouterons enfin que, dans les accidents encéphaliques, qui compliquent parfois le choléra, tels que la stupeur, le subdélire, la réaction typhoïde, l'infusion de café se montre d'une efficacité incontestable. Nous l'administrions à froid, à la glace et à doses des plus concentrées ; des rares remèdes que nous avons employés contre cette redoutable maladie, c'est le café que les malades ont le mieux tolérés ; la *tolérance* d'un remède ingéré à haute dose est un indice révélateur qu'il s'approprie à la nature de la maladie. Le café ainsi administré était notre médicament principal, souvent unique ; mais nous n'avons pas la présomption d'avoir par lui seul sauvé les victimes d'une mort qui souvent paraissait imminente. Nous dirons seulement que, si le fléau asiatique devait un jour faire élection de domicile dans notre économie, nous ne voudrions pour toute boisson, avec l'eau fraîche en abondance, que du café froid, à la glace et à haute dose, breuvage sur l'efficacité duquel nous sommes suffisamment édifié.

Que conclure quand on voit des patients qui brûlent de chaleur morbide, que tourmente une soif ardente, inextinguible, qu'agite la fièvre, en proie à un délire soit calme, soit furieux, aux prises soit avec l'insomnie, soit avec un sommeil invincible, et ces patients affectés de maladies inflammatoires des mieux caractérisées, tolérer des doses prodigieuses de café concentré, qui, ingéré chez l'homme sain, produiraient immanquablement des accidents graves ? Que conclure quand on voit ces patients, non seulement tolérer ces hautes doses de café, mais avaler la boisson avec délices, la désirer et s'en saturer ? Que conclure encore, quand on voit, sous l'influence de cette boisson, les mouvements tumultueux de la circulation s'apaiser, les chaleurs morbides tomber, la soif se calmer, disparaître, le délire, le sommeil ou l'insomnie morbide cesser ; et qu'en un mot à l'appareil d'une maladie à symptômes inflammatoires, à condition pathologique phlogistique, fait place l'état de santé ? Que conclure enfin, si ce n'est que le café est un remède *hyposthénisant, contre-stimulant, antiphlogistique* ?

Les applications thérapeutiques du café confirment donc à leur tour la caractérisation de substance *hyposthénisante* que nous avons donnée à cet agent, d'après la seule connaissance des faits expérimentaux et de l'observation physiologique ; elles démontrent la justesse du principe qui veut, que *les propriétés thérapeutiques des substances médicinales soient solidaires de leurs propriétés physiologiques.* En effet, l'action physiologique d'un médicament quelconque étant connue, on peut déterminer *à priori* le rôle que cet agent est appelé à remplir en qualité de remède, préciser à l'avance ses indications thérapeutiques. — C'est là le privilége de la science, de devancer l'expérience, en ouvrant à l'art des voies nouvelles, en lui signalant des applications inconnues, imprévues. C'est aussi à ce titre que s'établit et se cimente l'alliance de la théorie et de la pratique.

De l'appréciation des divers ordres de faits physiologiques, expérimentaux et thérapeutiques, on est donc conduit rigoureusement à tirer cette conclusion fondamentale, à savoir : que tous les effets du café considérés, soit chez l'homme bien portant, soit chez l'homme malade, s'enrôlent sous une même *loi,* celle de son action *hyposthénisante élective....* et, qu'on le remarque bien, ce n'est pas là une simple hypothèse, formulée *a priori* et par voie de déduction purement empirique, mais bien une vérité scientifiquement acquise par les procédés sûrs et légitimes de la méthode expérimentale ; une vérité conquise par l'analyse des faits et tels que l'observation et l'expérimentation l'établissent ; une vérité fournie par les procédés rigoureux de l'induction, et dont il est facile de vérifier, de contrôler, de constater l'exactitude. Telle est la manière d'agir du café ; cette *loi* une fois établie, les déductions qu'elle comporte en ressortent logiquement et ce sont ces déductions qui doivent servir de préceptes dans les applications pratiques.

Nous n'aurions pas tant insisté sur les diverses questions que soulevait l'histoire du café, si nous n'avions la conviction que les opinions reçues sur le principe d'action de cet agent, n'étaient fausses, controuvées, entachées de préjugés et d'erreurs, d'autant plus préjudiciables qu'il s'agissait d'une substance vraiment précieuse sous le triple rapport de son importance hygiénique, prophylactique et médicinal. Les ressources dont l'art dispose sont sans doute nombreuses, mais encore faut-il en connaître la valeur d'action réelle, surtout quand elles sont, comme certaines substances, placées immédiatement sous la main de l'homme.

www.ingramcontent.com/pod-product-compliance
Ingram Content Group UK Ltd.
Pitfield, Milton Keynes, MK11 3LW, UK
UKHW020033000726
13614UKWH00004B/1734